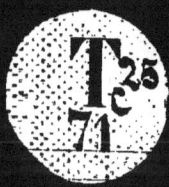

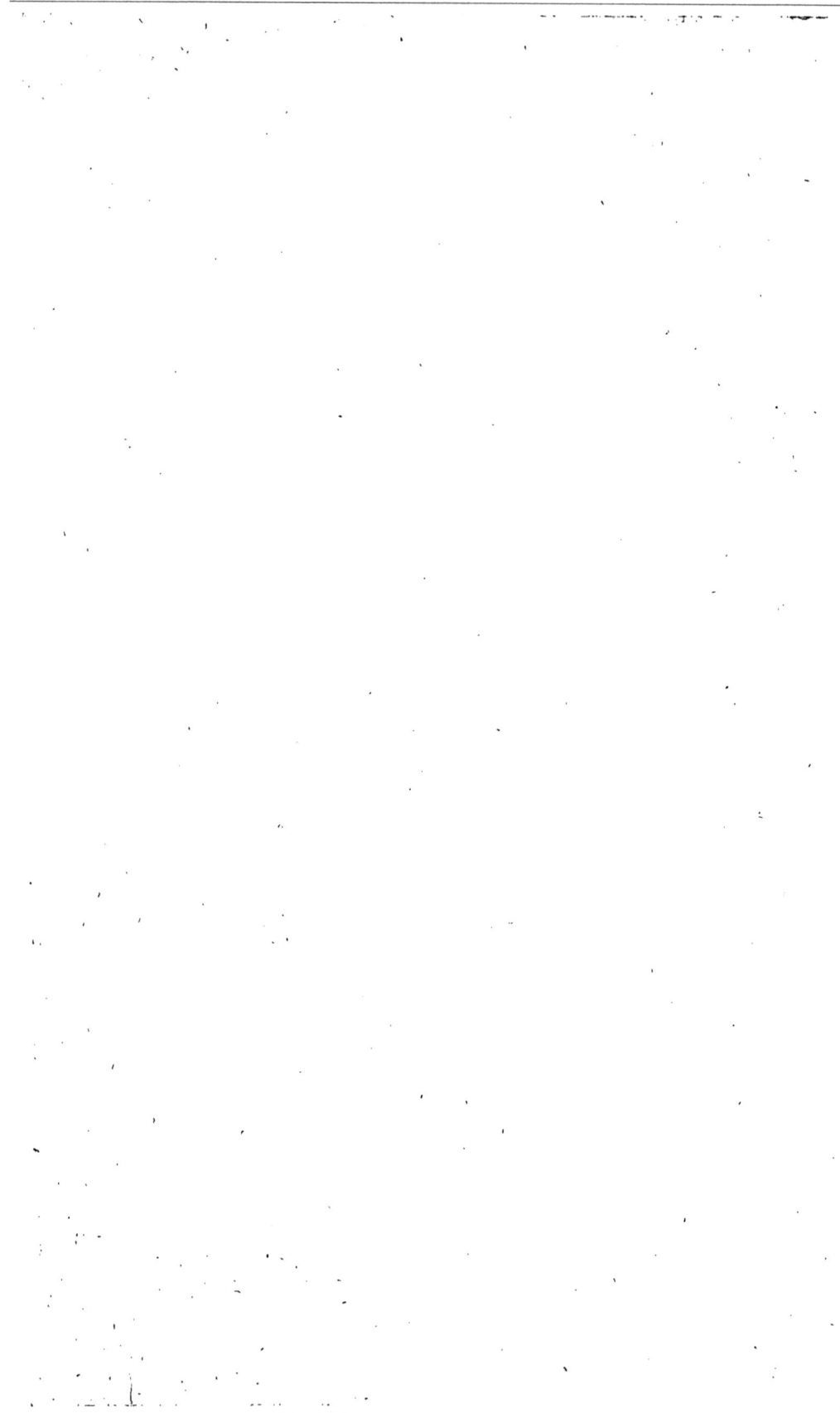

DES EAUX DE LA VILLE DE NARBONNE,

AU POINT DE VUE HYGIÉNIQUE.

DES EAUX

DE LA VILLE DE NARBONNE,

AU POINT DE VUE HYGIÉNIQUE,

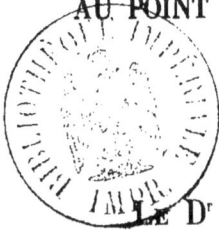

PAR

LE Dr DE MARTIN Fils,

MÉDECIN ADJOINT DE L'HÔPITAL DE NARBONNE, MEMBRE DU CONSEIL D'HYGIÈNE ET
DE SALUBRITÉ PUBLIQUE DE L'ARRONDISSEMENT, MEMBRE CORRESPONDANT DES
SOCIÉTÉS DE MÉDECINE DE MONTPELLIER, LYON, CAEN, DU PANTHÉON, DE LA
SOCIÉTÉ BOTANIQUE DE FRANCE, DES SOCIÉTÉS SCIENTIFIQUES ET LITTÉRAIRES
DE CARCASSONNE, PERPIGNAN, BÉZIERS, etc.

> « C'est assurément un très-grand don de la nature,
> » dans une ville ou dans une province, lorsqu'on y
> » trouve de bonnes sources, qui valent mieux que le
> » plus précieux de tous les remèdes. Aussi est-il du
> » devoir d'un sage médecin d'examiner soigneusement,
> » et le mieux qu'il lui est possible, les eaux du lieu
> » où il exerce la médecine, afin de pouvoir s'en servir
> » utilement dans la suite, tant pour prévenir que
> » pour guérir les maladies. »   (F. HOFFMANN.)

> « L'eau potable doit être, comme la femme de César,
> » à l'abri de tout soupçon. »
>   (Un Hygiéniste Anglais.)

MONTPELLIER,

JEAN MARTEL AINÉ, IMPRIMEUR DE LA FACULTÉ DE MÉDECINE,

RUE DE LA CANABASSERIE 2, PRÈS DE LA PRÉFECTURE

1862

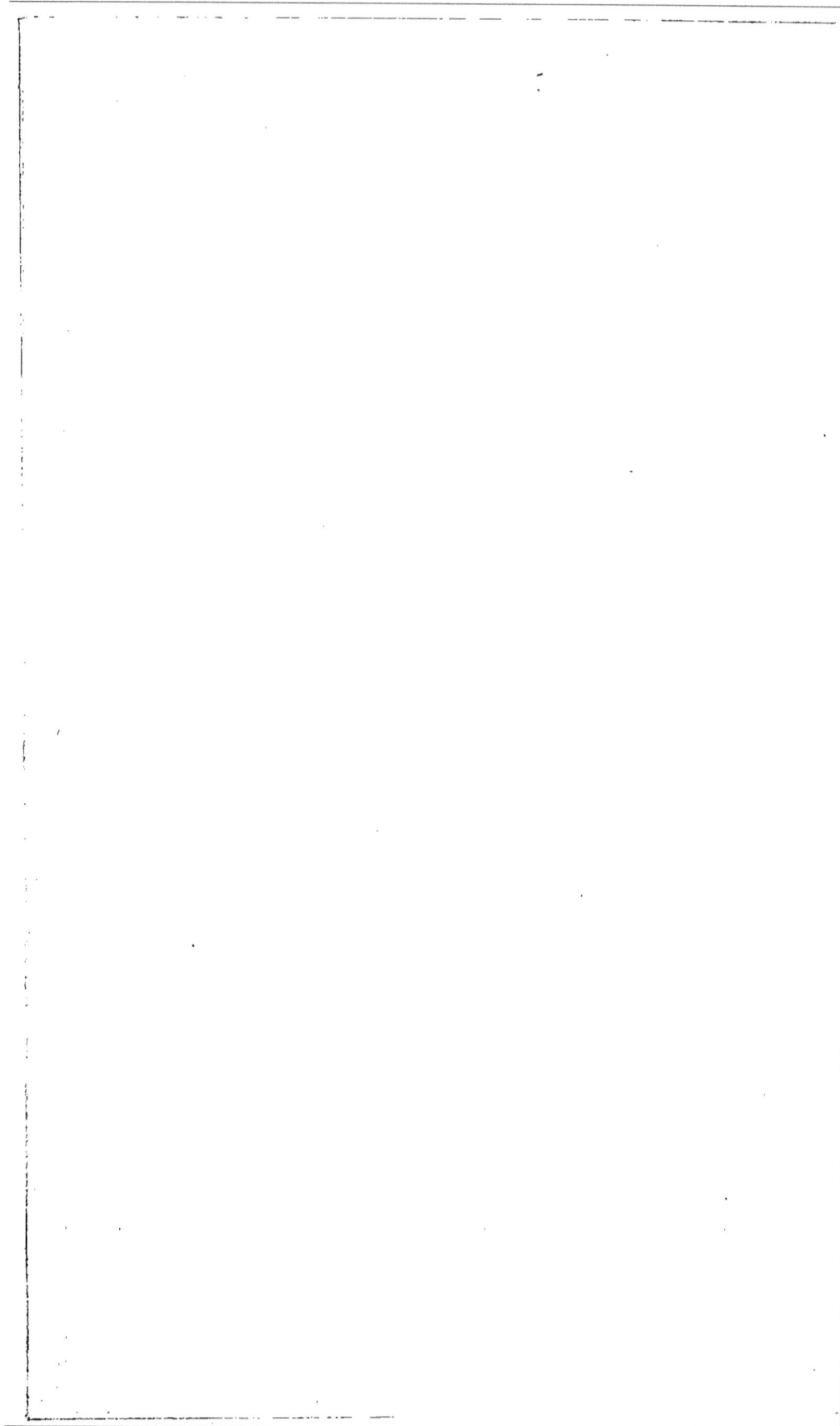

DES EAUX

DE LA VILLE DE NARBONNE,

AU POINT DE VUE HYGIÉNIQUE.

—✦✦✦—

Introduction.

Un projet vient d'être adressé au Conseil municipal
de Narbonne par M. Moffre , ingénieur de l'arrondissement, dans le but d'améliorer les fontaines publiques. Il consiste à prendre les eaux de la rivière
d'Aude, à 10 kilomètres environ de la ville , auprès
du moulin de Férioles , dont on utiliserait la chute et
la force motrice. Des galeries filtrantes seraient éta-
blies, et le système des turbines adopté pour élever
à une hauteur de 40 mètres un volume d'eau fixé
à $2,600^{\mathrm{m.c.}}$ par vingt-quatre heures. Ce volume ,

destiné à être conduit immédiatement à Narbonne, donnerait 183 litres par habitant et par vingt-quatre heures. Cette quantité d'eau pourrait être doublée, à bref délai et quand on le voudrait, moyennant une somme relativement faible. Dans ce dernier cas, la dépense est évaluée à 600,000 fr., et, dans le premier, à 537,000 fr. Les eaux, amenées sur les points les plus élevés de Narbonne, ne laisseraient aucun ruisseau sans eau courante, et seraient distribuées dans les maisons tout au moins jusqu'à la hauteur du premier étage [1].

Ce projet est grandiose, et fait honneur à la science et à l'habileté de son auteur. A première vue, il séduit et semble ne laisser rien à désirer après son exécution. Il n'y aurait donc plus à s'occuper, ni des sources qui ont depuis des siècles alimenté nos fontaines, ni de la machine hydraulique qui récemment est venue leur fournir un supplément considérable. La réalisation du nouveau projet suffirait à tout, suppléerait à tout, et pourvoirait largement, pour le présent et pour l'avenir, à tous les besoins d'une cité méridionale et dont la population va croissant.

[1] Moffre. Amélioration des fontaines publiques de la ville de Narbonne.

En effet, tout ce que dit l'auteur du Mémoire de nos eaux de source ne peut que faire conclure à leur abandon. Il les accuse, non-seulement d'insuffisance, mais encore de mauvaises qualités. Ainsi, il prétend qu'elles ne cuisent pas bien les légumes, lavent mal le linge et contiennent un excès de carbonate calcaire. Mais toutes ces accusations manquent par le fondement, puisqu'elles ne reposent ni sur l'observation ni sur l'analyse chimique. Quant à nous, convaincu de l'excellence de nos eaux, nous allons chercher, au contraire, à en démontrer toutes les bonnes qualités, en nous appuyant précisément sur ces deux ordres de preuves.

1. DES EAUX DE SOURCE.

Les sources qui alimentent Narbonne, situées environ à 8 kilomètres au N.-O. de la ville, coulent du couchant au levant, qualité appréciée par Hippocrate [1], qui croyait que ces eaux sont les meilleures. Elles sont toujours limpides, inodores, bien aérées. Leur température est de 15 à 16°, ce qui permet-

---

[1] De l'air, des eaux et des lieux.

trait d'avoir l'eau fraîche en été et tiède en hiver, si l'aquéduc était convenablement construit, comme à Dijon par exemple, où l'eau coule constamment à la même température de la source, malgré une longueur d'aquéduc de 16 kilomètres. Le reproche fait à ce sujet par l'auteur du Mémoire [1] n'aurait donc plus de raison d'être, et nous serions dans les conditions observées encore par Hippocrate, qui dit : Les meilleures eaux sont chaudes en hiver et froides en été [2]. Nos sources offrent encore l'avantage de se trouver assez élevées au-dessus du sol de la ville, ce qui leur donne la facilité d'y arriver en suivant la pente naturelle du terrain. Ainsi les eaux des sources de Saint-Pierre et d'Oriole sont à 44^m au-dessus du niveau de Narbonne; celles de la source du Duc à 47^m. Cette élévation est plus que suffisante pour distribuer l'eau dans tous les quartiers de Narbonne, sans avoir recours à une machine. Nous savons qu'un projet avait été dressé à la fin de l'année dernière par M. Lafont, alors architecte de la ville, pour obtenir ce résultat.

Les eaux de nos fontaines ont toujours été regardées, depuis près de quatre siècles, comme très-

[1] Ouv. cit., p. 3.
[2] Traité des airs et des eaux.

bonnes, et présentant tous les avantages qu'on doit désirer des eaux potables. On n'a jamais pu les accuser d'aucune maladie, et elles ont toujours été bues avec plaisir par les Narbonnais.

Le savant Venel, qui les analysa dans le temps, a reconnu qu'elles étaient d'excellente qualité. Plus tard, elles ont été trouvées très-pures par un ancien chimiste de cette ville, M. Fabre. D'après l'étude chimique que nous en avons faite nous-même en 1859 [1], puisées aux fontaines de la ville, elles contiennent peu de matières calcaires, et cependant elles en contiennent assez pour être utiles à l'économie ; les sels de chaux y sont peu abondants et les sulfates en très-petite quantité ; elles renferment très-peu d'acide carbonique et de matière minérale, et une quantité convenable d'air.

Ces résultats viennent d'être confirmés par l'analyse récente de M. Gautier, d'après laquelle nos eaux de source constituent d'excellentes eaux pour la boisson. Leur composition est comme la moyenne de celles des meilleures eaux de la France. Contenant de l'iode, de la silice, du fer, presque pures de ma-

---

[1] Jh. de Martin, Essai sur la topographie physique et médicale de la ville de Narbonne, 1859, p. 176 et suiv.

tières organiques, elles offrent le type des bonnes eaux potables [1].

[1]

Composition de l'eau prise à la fontaine de l'Hôtel-de-Ville, rapportée à 1 litre à 15º.

Gaz dissous
(calculés à 0º et 760mm).

	cent. cub.
Acide carbonique libre.........................	15,05
Oxygène.......................................	6,2
Azote...	17,0

L'eau était à 20º quand elle a été recueillie.

Acide carbonique qui transforme les carbonates neutres en bi-carbonates........................... 0gr,041

Groupement des éléments.

	gr.
Carbonate de chaux.........................	0,0875
— de magnésie.......................	0,0143
— de protoxyde de fer..................	0,0014
Chlorure de sodium.........................	0,0524
Sulfate de potasse.........................	0,0006
— de soude...........................	0,0048
— de chaux...........................	0,0357
Silicate de chaux...........................	0,0067
Acide phosphorique et alumine.................	0,0089

Iodures et brômures........	0gr,000012 environ.
Lithine (par le spectromètre).	faible quantité.
Carbon. manganèse.........	V. dans 500cc d'eau.
Silicate de cuivre...........	0gr,00039.
Azotates..................	faible quantité.
Matières organiques.........	0gr,00053.

TOTAL.................. 0,2123

(A. Gautier, Étude générale des eaux potables, suivie d'une application particulière aux eaux de source de la ville de Narbonne; 1862.)

Nos eaux doivent leur pureté au long parcours qu'elles font dans les aquéducs avant d'arriver aux fontaines de la ville, et dans lesquels elles laissent déposer pendant le trajet environ $0^{gr},15$ par litre sur $0^{gr},35$ des sels qu'elles contiennent à leurs sources. Ainsi, tandis que l'eau du Rhône contient $0^{gr},18$ de résidus fixes, celle du Rhin $0^{gr},23$, celle de la Seine $0^{gr},25$, la nôtre en contient $0^{gr},21$ en arrivant en ville. Cette quantité est donc la moyenne de celle fournie par ces divers fleuves qui donnent d'excellentes eaux potables [1].

Les dépôts calcaires incrustant les conduites, en diminuant peu à peu le diamètre et le débit, et donnant lieu à un entretien qui n'est pas d'ailleurs très-dispendieux [2], ne nous paraissent pas, comme à l'auteur du Mémoire, une raison suffisante pour abandonner d'aussi bonnes sources.

Ainsi, l'eau de Saint-Clément, qui alimente l'aquéduc de Montpellier et dont l'excellence est bien reconnue, est excessivement calcaire, et cependant cette eau, si chargée de sels terreux, a coulé régu-

---

[1] Gautier, ouvr. cit.
[2] La dépense en est portée sur les budgets de la ville à 600 fr.

lièrement depuis 1765 jusqu'en 1840 dans un aquéduc de maçonnerie sans l'engorger, sans arrêter un seul jour le service et sans avoir exigé aucune réparation.

Les aqueducs romains qu'on a fait restaurer pour les approprier à des distributions d'eaux publiques et ceux de Carthage retrouvés récemment, ne portent aucune trace de réparation [1]. Il en serait de même de l'aquéduc de Narbonne s'il se trouvait dans de bonnes conditions, prolongé qu'il fût jusqu'aux sources ou tout au moins remplacé par des tuyaux d'un diamètre suffisant. Ne pourrait-on pas, d'ailleurs, parvenir à faire déposer plus ou moins les eaux avant leur arrivée dans les conduites, tout en conservant leur degré de température ? Il serait encore possible d'user du moyen si simple imaginé par M. Darcet. En 1826, il proposa de dégager les tuyaux de l'eau d'Arcueil, alimentant la ferme Sainte-Anne, près Bicêtre, qui étaient complètement bouchés, en employant l'acide hydrochlorique étendu d'eau. Ce procédé peu dispendieux réussit fort bien [2].

Le carbonate de chaux qui reste dans l'eau de nos fontaines doit être considéré comme nécessaire. Les

[1] L. Figuier, Les eaux de Paris; 1862.
[2] Eug. Marchand, Des eaux potables; 1855.

médecins et les chimistes qui se sont occupés de cette question, entre autres Dupasquier, le regardent avec raison comme un principe essentiellement utile quand il existe en petite proportion. MM. Guérard, Michel Levy, Tardieu, Payen, Fleury, Boudin, Grellois, Becquerel, etc., partagent l'opinion de Dupasquier. M. Boussingault a démontré que le jeune animal en voie d'accroissement puise dans l'eau qu'il boit la majeure partie du carbonate calcaire nécessaire à la formation de son système osseux. Il importe beaucoup surtout pour les familles débiles de ne pas boire des eaux insuffisamment chargées de carbonate de chaux. Ce sel fournit à l'organisation un élément qui lui est nécessaire, soit pour la formation des os chez l'enfant, soit pour leur développement et leur entretien chez l'adulte. On sait d'ailleurs que la chaux a été trouvée dans les muscles, la matière cérébrale, les cheveux, et dans presque tous nos tissus. Aussi M. Devay [1] affirme que les eaux de source qui contiennent une quantité modérée de carbonate de chaux offrent aux populations l'élément le plus nécessaire pour satisfaire à la grande loi du renouvellement continuel de la matière. Or, les sources de Narbonne

[1] Traité d'hygiène des familles ; 1858.

ne contiennent pas en excès du carbonate de chaux ($0^{gr},0875$ par litre). On doit donc tenir un grand compte de cette qualité précieuse favorable à la santé et qui, aux yeux du monde, est au contraire considérée souvent comme un défaut capital.

Le carbonate de magnésie dont nos eaux contiennent $0^{gr},0143$ par litre concourt moins que la chaux à la nutrition. Cependant on trouve la magnésie dans les os, dans la matière cérébrale.

Le sulfate de chaux y est heureusement en très-petite quantité. Car ce sel est un des plus nuisibles qui se rencontrent dans les eaux, et c'est ce qui les rend dures ou crues ou séléniteuses, impropres à dissoudre le savon, à blanchir le linge, à cuire les légumes. MM. Boudet et Boutron ont conclu d'une série d'expériences : 1° que la proportion de sulfate de chaux qui peut rendre une eau impropre au blanchissage peut être fixée pour un litre d'eau à $0^{gr},73$; 2° que cette proportion est en même temps celle qui établit la limite entre les eaux propres ou impropres à la coction des aliments; 3° que c'est au sulfate de chaux seul qu'il faut attribuer cette impropriété de certaines eaux. Il s'ensuit que ce sel se trouvant en très-faible proportion dans les eaux de Narbonne

($0^{gr},0357$), celles-ci ne peuvent pas mal cuire les légumes ni mal laver le linge, comme l'a prétendu l'auteur du mémoire. L'observation de tous les jours démontre d'ailleurs mon assertion, et j'en appelle à ce sujet à toutes les femmes de ménage.

Le carbonate de fer qui se trouve dans nos eaux quoiqu'en bien petite quantité ($0^{gr},0014$), peut encore exercer à cette dose une action appréciable sur la nutrition et la composition du sang. On sait que l'hématosine est formée d'une proportion remarquable d'élément ferrugineux. Les anémiques, dont le sang est pauvre en fer, sont toujours faibles, languissants, étiolés et réclament le principe salutaire qui leur fait défaut.

Les iodures et les bromures que présentent nos eaux de source ($0^{gr},000012$) sont susceptibles, même à très-faible dose, d'exercer sur l'organisme une action favorable. Les mauvaises eaux ne sont pas iodées (Commission de Turin). MM. Chatin et Marchand considèrent l'absence de l'iode, dans les eaux d'un usage habituel, comme la cause la plus puissante du développement du goître. Il est certain que cette affection est si rare à Narbonne qu'on peut dire qu'elle n'y existe pas.

Les traces d'acide carbonique, l'air que notre eau contient [1], la présence d'une certaine quantité de bi-carbonate de chaux et de chlorure de sodium, sont autant de causes suffisantes pour la rendre sapide et agréable et faciliter les fonctions digestives.

Le chlorure de sodium dont nòs eaux contiennent $0^{gr},0524$ par litre augmente en outre la consistance du sérum, et met obstacle à la déformation des globules qui, d'après les observations de M. Dumas, perdent leurs propriétés vitales aussitôt qu'ils nagent dans un milieu dont la densité n'est plus assez considérable.

Une eau doit être considérée comme légère, d'après M. Malaguti [2], lorsque le poids des matières fixes qui y sont dissoutes ne dépasse guère $0^{gr},20$ par litre. Nos eaux sont donc légères puisque le poids des résidus fournis par un litre est de $0^{gr},2123$.

Il résulte de tout ce qui précéde que nos eaux de source sont excellentes et dignes de tous points d'être conservées pour la boisson des habitants.

Après avoir ainsi prouvé leur bonne qualité nous

[1] Tandis que l'eau de source de Dijon contient par litre $7^{cc},50$ d'oxygène et $16^{cc},70$ d'azote, celle de Besançon $5,90$ et $15,30$, celle de Montpellier $3,70$ et $7,60$, celle de nos sources contient $6^{cc},2$ d'oxygène et $17^{cc},0$ d'azote.

[2] Leçons de chimie.

allons voir que leur quantité mérite aussi de fixer l'attention.

Les sources de la ville réunies débitent, d'après M. de Clapiers qui en fit le jaugeage en août 1720, 15 pouces et demi (297,690 litres). En août 1851, M. Lafont, architecte de la ville, reconnut qu'elles débitaient 15 pouces (288,080 litres). La différence du demi-pouce provient de l'endroit où le jaugeage de la source d'Oriole a été fait en 1851 sur un point du ruisseau assez éloigné du lieu d'émergence, ce qui a dû indiquer un volume plus faible. Ces sources donnent donc même en temps de sècheresse et pendant les basses eaux 300,000 litres en vingt-quatre heures, ce qui produisait en 1859 23 litres par individu. D'après l'auteur du mémoire, ce débit de 300,000 litres donnerait 20 litres par habitant. La différence de 3 litres qui existe entre ces deux calculs tient sans doute à l'augmentation de la population depuis le dernier recensement.

Quoi qu'il en soit, en adoptant le chiffre minimum de 20 litres par habitant, je ferai remarquer que c'est précisément celui qu'on a accordé à Paris par personne et par abonnement[1]. Cette quantité d'eau, dit

[1] Boudin, Études sur les eaux potables, 1854.

M. Marchand[1], est en rapport avec les besoins ordinaires de la vie : la préparation des aliments, les boissons, le nettoyage des ustensiles, le blanchissage des tissus, la propreté du corps, etc. MM. Monfalcon et de Polinière disent même que 10 litres d'eau par individu et par jour sont un chiffre proportionnel convenable.

Or, nous aurions le double de cette proportion, même dans la saison la plus stérile; car, en temps ordinaire, c'est-à-dire pendant neuf mois environ, nous aurions un volume bien plus considérable encore, puisqu'en moyenne il ne s'élèverait pas à moins de 50 litres par jour et par habitant, d'après les observations de M. Lafont.

Les besoins de l'alimentation seraient donc en toute saison largement assurés par nos eaux de source. Pour les utiliser d'une manière complète, on pourrait encore, en temps de sècheresse, établir dans les bornes-fontaines un système particulier qui ne permettrait d'avoir de l'eau que tout autant qu'on presserait de la main un bouton adapté dans ce but. Il en est ainsi à Montpellier et dans beaucoup d'autres villes.

[1] Ouv. cité.

Malheureusement, le volume des eaux qui arrive en ville tend à diminuer de plus en plus : ainsi, en 1833, au lieu de 15 pouces $^1/_2$ d'eau fournis minimum par les sources, il n'en arrivait en ville que 6 pouces $^1/_2$ (133,000 litres); en 1857, ce volume était encore plus faible; et en 1860, le 6 décembre, M. Lafont n'a trouvé que 129,600 litres[1], et cependant il opérait dans une saison favorable pour en trouver un volume considérable : ce qui prouve le mauvais état de la canalisation.

En 1859, je faisais observer moi-même[2] que la quantité d'eau arrivant aux fontaines de Narbonne était très-insuffisante, et je m'étonnais que la ville n'eût pas mieux utilisé ses anciennes sources. Actuellement, la situation deviendrait bien plus fâcheuse encore si on les délaissait complètement, et pour ma part je regarderais leur abandon comme un véritable malheur public.

[1] Rapport sur les réparations à exécuter aux fontaines d'eau de source de la ville de Narbonne.

[2] Topographie de Narbonne, ouv. cité, p. 32.

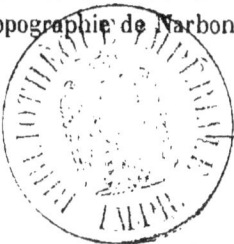

II. DES EAUX DE RIVIÈRE.

D'après le projet, l'eau prise à la rivière d'Aude serait employée d'une manière exclusive, soit pour la boisson, soit pour tous les besoins publics. Il eût été par conséquent fort utile de l'analyser; car il en est des eaux de rivière comme des eaux de source : leurs qualités ne peuvent être appréciées que par voie d'analyse et d'observation. « On ne doit se décider » dans le choix des eaux, dit M. Boudin[1], qu'après » une analyse rigoureuse, répétée à diverses époques » de l'année, et en tenant compte de l'usage spécial » auquel les eaux sont ou pourraient être ultérieu- » rement affectées. »

La composition des rivières varie en effet, lors même qu'elles restent claires, suivant la hauteur et l'abondance des eaux. Pendant l'été, après de longues sècheresses, lorsque la masse liquide est réduite à son minimum, elles sont remarquables par l'abondance proportionnelle des principes qu'elles tiennent en solution, tandis qu'elles offrent à l'œil une trans-

---

[1] Traité de géographie et de statistique médicales, T. I, p. 186.

parence trompeuse. Les bords se dessèchent, en lais-
sant quelques flaques d'eau disséminées, et donnent
naissance à une végétation spéciale, dont les débris,
joints à ceux des animaux qu'elle attire, emportés
par les eaux, augmentent la proportion de ces principes organiques [1].

D'après les docteurs Monfalcon et de Polinière [2], on
ne doit pas faire usage pour la boisson des eaux prises
directement dans une rivière ou dans un fleuve : elles
n'ont presque jamais la fraîcheur et la limpidité dési-
rables, alors même que la composition ne laisserait
rien à désirer. Elles sont en général caractérisées par
la variabilité dans leur constitution physique et chimique, et par suite dans leur action hygiénique. Les
causes de ces variations sont les pluies, les orages, la
fonte des neiges, les inondations. Celles-ci rendent
souvent les eaux impotables, les chargent de limon et
d'une grande quantité de matières organiques. Il faut
donc les filtrer par des procédés particuliers dont la
pratique n'est pas toujours économique et d'un effet
certain.

Les difficultés d'une filtration sur une grande

[1] Grellois, Etudes hygiéniques sur les eaux potables,
1859, p. 87.
[2] Traité de la salubrité dans les grandes villes, 1846, p. 47.

échelle sont telles, elles donnent lieu, pour être surmontées, à des dépenses tellement considérables, dit M. Guérard [1], que ceux des Ingénieurs qui ne les regardent pas comme étant presque insurmontables, n'hésitent pas à déclarer qu'avant de recourir, pour alimenter une ville, à des eaux qu'on est dans la nécessité de filtrer, on doit avoir la conviction qu'il n'y a pas moyen de s'en procurer d'autres.

M. Grimaud, de Caux [2], affirme que le problème du filtrage en grand des eaux publiques est réellement insoluble, et qu'ainsi posée, la clarification de l'eau doit être rangée dans le domaine des choses impossibles.

M. le Préfet de la Seine est, de son côté, persuadé que le filtrage en grand de l'eau d'un fleuve est, jusqu'à de nouvelles découvertes, une illusion [3].

Le Dr Grellois [4] dit aussi : « Les inconvénients attachés à l'usage des filtres ont fait généralement abandonner l'eau des rivières pour l'alimentation des villes. »

---

[1] Du choix et de la distribution des eaux dans une ville, 1852, p. 25.

[2] Mémoire sur les eaux de Paris, 1860, p. 27.

[3] Troisième Mémoire sur les eaux de Paris.

[4] Ouv. cit., p. 23.

Les galeries filtrantes projetées, dont je me garderai bien de contester les avantages, sont cependant sujettes à de grands inconvénients, et les résultats n'en sont pas toujours sûrs.

A Toulouse, le volume d'eau fourni par les galeries diminue depuis plusieurs années, et le calcul a pu déterminer approximativement l'époque où l'obstruction deviendrait assez forte pour condamner les filtres au chômage[1].

L'établissement de Lyon est dans les mêmes conditions que celui de Toulouse, et son histoire, dit M. Grimaud, de Caux[2], sera la même; si ce n'est que, l'eau du Rhône étant plus trouble que celle de la Garonne, l'obstruction des galeries filtrantes, s'opérant plus promptement, exigera leur prolongement dans un temps plus prochain, ou leur remplacement par d'autres moyens. Déjà, en 1861, les filtres s'étaient trouvés insuffisants, et on avait été obligé de prendre directement au Rhône l'eau destinée à l'arrosage et aux fontaines publiques, réservant l'eau filtrée pour les particuliers. Cette précaution a été

[1] Linas, Les eaux de Paris au point de vue de la santé publique, 1862, p. 67.

[2] Ouv. cit.

même insuffisante ; car toutes les fois que le Rhône est trouble, ce qui arrive fréquemment, on reçoit de l'eau trouble [1].

A Angers, à Blois, à Fourchambault, les tranchées et les galeries filtrantes, ouvertes dans les sables des berges de la Loire, même en basses eaux, se couvrent de matières floconneuses, et pendant les crues les habitants ne reçoivent que de l'eau blanchâtre [2].

A Glascow, ce système installé à grands frais a donné de mauvais résultats : la quantité d'eau ayant baissé au point d'être réduit à puiser directement dans la rivière, on a été obligé d'augmenter le produit des galeries en les étendant le long du banc de sable dans lequel elles avaient été creusées [3]. Cette opération augmenta le produit d'eau pure ; mais deux ans après, on s'occupait déjà des moyens d'obtenir des produits plus abondants [4].

M. Moffre avoue lui-même l'impossibilité de fixer à l'avance la longueur des galeries [5], ce qui jette beaucoup dans la voie de l'inconnu.

[1] *Voir* Rapport du Conseil d'hygiène de Lyon.

[2] Troisième mémoire sur les eaux de Paris, présenté par M. le Préfet de la Seine au Conseil municipal (20 avril 1860).

[3] Michel Lévy, Traité d'hygiène, T. II, p. 709.

[4] Annales des ponts-et-chaussées, 1831, 1er semestre, p. 225.

[5] Mémoire cité, p. 11.

Les eaux, en passant sur certaines couches géologiques à diverses profondeurs, peuvent leur enlever des matières solubles plus ou moins nuisibles; en sorte que, à la suite d'une première galerie fournissant de l'eau excellente, une seconde établie dans les mêmes conditions pourra donner de l'eau de mauvaise qualité, malgré les soins les plus intelligents apportés à sa construction.

C'est ainsi que, pour avoir un plus grand volume d'eau, on a rapproché de la rivière le second filtre de Toulouse, et l'on a traversé une bande de terrain vaseux dont le goût s'est communiqué à l'eau, malgré le gravier que l'on y a déposé en masse et le soin que l'on a pris d'y bien lester les tuyaux.

A Lyon, on avait projeté de filtrer l'eau du Rhône en creusant non loin des bords du fleuve plusieurs puits à galerie, où l'eau devait arriver à travers la couche de sable, de gravier, etc., située entre ces excavations et le lit du fleuve. M. Terme fit jouer une machine à vapeur pendant plusieurs jours et plusieurs nuits; et, malgré la courte distance du lit du Rhône, tandis que l'eau du courant dissolvait bien le savon, celle du puisard le faisait caillebotter en le décomposant : un trajet si court à travers le sol suffisait pour la charger de substances nuisibles et particulièrement de sulfate de chaux.

Il peut arriver aussi que la rivière entame le banc d'alluvion où se fait le filtrage, et que l'eau n'arrive pas suffisamment clarifiée dans les galeries. Le banc de sable peut être même entièrement enlevé.

Lorsque les galeries se trouvent trop près de la rivière, l'eau en conserve en été la haute température et donne lieu, dans l'intérieur du filtre, à une végétation de petites plantes aquatiques et chevelues. C'est ce qui est arrivé à Toulouse dans la construction du second filtre. D'Aubuisson [1] raconte que les débris de ces plantes emportés par le courant sont quelquefois si déliés, que, malgré les toiles métalliques employées à les retenir, l'eau puisée en de certains moments est chargée de petits filaments ou points roussâtres qui lui donnent un aspect peu agréable.

Nous conclurons en disant que la filtration naturelle ne peut être employée à la clarification des eaux destinées à l'alimentation d'une ville que dans des conditions locales très-exceptionnelles. La question est de savoir d'une manière certaine si nous

[1] Histoire de l'établissement des fontaines à Toulouse. (Annales des ponts-et-chaussées, 1838, 2e sem., p. 282.)

nous trouvons réellement dans ces dernières conditions.

D'autres inconvénients sérieux se trouvent dans
l'emploi même des machines nécessaires à l'élévation
de l'eau. L'auteur du mémoire a bien prévu les difficultés qui peuvent survenir quand il dit [1] : « Toutefois,
» avec de grands avantages, l'établissement projeté à
» Férioles présente un inconvénient qu'il faut signaler.
» Pendant les crues, les machines éprouveront quel-
» que peine à fonctionner, la quantité d'eau élevée
» sera de moins en moins considérable pour devenir
» même *nulle* pendant les plus grandes crues. » Plus
loin, il avoue encore qu'avec les turbines qui seraient,
dit-il, les meilleures machines à employer, les chômages pourraient avoir lieu [2].

Ces aveux doivent inspirer des craintes sérieuses
pour l'avenir, et celles-ci nous paraissent d'autant
plus fondées qu'elles ont été partagées récemment
par M. le Préfet de la Seine. Ce haut dignitaire a
repoussé le système des turbines par le seul motif
que le travail moteur serait presque nul pendant
les crues, et qu'il serait nécessaire, pour assurer

[1] **Mém. cit.**, p. 10.
[2] *Id.*, p. 14.

la distribution, d'organiser en outre un service de machines à vapeur pouvant, au besoin, combler le déficit plus ou moins grand résultant des crues du fleuve [1].

Mettant en balance les avantages et les inconvénients des machines, il est conduit à donner la préférence aux aquéducs, tant sous le rapport de l'économie que de la régularité du service. « On a pris, » dit-il, en dédain les travaux hydrauliques des peuples qui ont construit à grands frais des aquéducs » fermés pour amener aux villes l'eau des sources lointaines. L'erreur et la barbarie ne sont-elles pas » plutôt du côté de ceux des modernes, qui regardent » comme le dernier terme du progrès de soumettre » l'alimentation d'une ville aux chances de dérangement de machines compliquées, et de livrer aux » consommateurs une eau mêlée de matières étrangères, et qu'à cause de sa température élevée on » ne peut boire pendant six mois sans dégoût? La » meilleure application du savoir et de la perfection » véritable n'est-elle pas, au contraire, chez les

[1] Deuxième mémoire de M. le Préfet de la Seine sur les eaux de Paris, présenté au Conseil municipal le 16 juillet 1858.

» Romains, auteurs de ces magnifiques aquéducs,
» fleuves suspendus d'eau pure et toujours fraîche,
» bienfait éternel que ne peut interrompre une roue
» qui se brise ou un foyer qui s'éteint ! »

« Rome eût-elle survécu, dit à son tour M. Dumas [1],
» aux révolutions qui ont tant de fois ruiné ses tem-
» ples et ses palais, dispersé sa population et ses
» richesses, si le double service qui l'inonde d'eaux
» limpides et pures, et qui évacue au loin ses immon-
» dices, eût été subordonné au jeu des machines?
» Quel pouvoir eût assuré leur fonctionnement en
» temps de troubles? Quelle main secourable les eût
» remplacées une fois détruites? Comment n'être pas
» saisi de respect en songeant que les aquéducs, dont
» les travaux de ses empereurs l'ont dotée il y a deux
» mille ans, fournissent depuis lors, sans soins et
» sans dépenses, à cette Rome déchue, une quantité
» d'eau bien supérieure à celle qui alimente aujour-
» d'hui même les services de Paris, de la capitale
» florissante du monde civilisé ! »

Dans la discussion qui s'éleva sur un pareil sujet à
la Chambre des députés entre Arago et le Ministre

[1] Rapport fait au Conseil municipal de Paris au nom de
la Commission des eaux, dans la séance du 18 mars 1859.

des travaux publics, ce dernier prouva que l'usine hydraulique proposée par l'illustre savant serait exposée à des chômages qui diminueraient de beaucoup son utilité. Telle fut encore l'opinion de M. Mary, l'ingénieur en chef des eaux de Paris. Aussi M. Figuier[1] n'a pas craint d'affirmer que l'élévation de l'eau par de simples ouvrages hydrauliques, par des barrages et des turbines ou des roues, est aujourd'hui une conception condamnée sans retour.

Cette doctrine est bien plus applicable à l'Aude qu'à la Seine. En effet, l'Aude est une rivière torrentueuse, dont les eaux sont non-seulement fort souvent troubles, mais dont les crues élevées sont encore fréquentes et pas toujours très-coùrtes. Nous venons encore récemment d'en être les témoins. Il s'ensuit que les machines resteraient quelquefois plusieurs jours sans fonctionner. Il paraîtrait même, d'après la situation des lieux à Férioles, que pendant les fortes eaux le chômage des machines pourrait être plus prolongé qu'on ne le pense, la hauteur de chute procurée par la chaussée demeurant presque nulle tout le temps que dure le regonflement des eaux en aval du moulin.

[1] L. Figuier, Les eaux de Paris, 1862.

Nous pourrions par conséquent, à un moment donné, manquer d'eau en ville, ce qui rendrait notre situation intolérable privés que nous serions de toute eau potable.

Nous ne devons pas avoir à craindre un pareil malheur qui placerait toute une population dans la plus grande souffrance, et pourrait donner lieu à de graves maladies épidémiques.

Dans ces conditions, le seul moyen de remédier à ce grave inconvénient serait l'établissement forcé d'une machine à vapeur, pour suppléer au système des turbines et utiliser les dépenses déjà faites. Devons-nous encore avoir la crainte, au point de vue pécuniaire, de supporter cette nouvelle charge?

Du reste, je rappellerai que déjà, en 1827, la Commission prise dans le sein du Conseil municipal de Narbonne, chargée de rechercher tous les documents qui pourraient servir à l'amélioration des fontaines, avait bien compris tous les inconvénients des machines, puisqu'elle aurait voulu pouvoir s'en passer. Elle flotta long-temps entre deux projets : le premier consistait à prolonger jusqu'aux sources de Saint-Pierre l'aqueduc pour augmenter le plus possible le volume d'eau destiné à l'alimentation de la ville. Par le second projet, on espérait pouvoir obtenir un résultat heureux, en faisant arriver directement l'eau de la rivière d'Aude dans nos murs par une pente naturelle. L'un et l'autre projet furent abandonnés par la seule raison que l'exécution en aurait été trop dispendieuse pour les ressources de la ville [1].

En 1829, un devis estimatif fut présenté par M. Grulet pour prolonger l'aquéduc jusqu'aux sources ; mais la Commission, effrayée encore de la dépense, en renvoya l'exécution à des temps plus prospères [2]. Ce projet, dont on avait bien apprécié toute l'utilité, mais qui malheureusement ne pouvait être exécuté à cette époque, pourrait-il être encore ajourné, tandis que les ressources de la ville paraissent aujourd'hui des plus satisfaisantes ?

[1] Rapport de M. Tallavignes, maire, dans la séance du 11 janvier 1835.
[2] Rapport de M. De Guy-Villeneuve, maire, dans la séance du 11 janvier 1829.

III. DE LA PRÉFÉRENCE A DONNER AUX EAUX DE SOURCE.

Ce que j'ai dit des eaux de rivière ne doit pas faire conclure que les eaux de l'Aude ne puissent servir à la population Narbonnaise. Si nous n'avions pas les excellentes eaux de source que la nature nous a données d'une manière si libérale, nous devrions nous estimer heureux d'avoir à notre disposition l'eau d'une rivière comme l'Aude. Mais dès qu'il s'agit de choisir pour la boisson, à cause des graves inconvénients offerts par les eaux de rivière, et sur lesquels nous avons déjà insisté, on doit toujours préférer les eaux de source caractérisées par la permanence de leurs propriétés et de leur composition.

Cette opinion est celle des médecins, des physiciens, des hygiénistes et des hydrographes les plus distingués.

Ainsi Hippocrate, notre grand maître, condamne formellement les eaux de rivière comme étant des eaux de la nature la plus diverse, qui deviennent hétérogènes dans le long trajet qu'elles parcourent.

Les docteurs Monfalcon et de Polinière [1] font

[1] Ouv. cit.

observer que les eaux de source sont préférables toutes les fois qu'elles sont à portée.

Le docteur Grellois [1] dit aussi qu'on n'a guère recours à l'eau d'un fleuve, que lorsque l'éloignement de sources vives ou la mauvaise qualité de leurs eaux rendent le choix impossible.

« La constance de composition, dit Dupasquier [2], » étant une condition importante relativement à l'hy- » giène et à l'industrie, les eaux de source sont pré- » férables à l'eau de rivière, même quand elle serait » parfaitement clarifiée et ramenée à une température » convenable. »

M. Guérard [3] se déclare franchement partisan du système de la dérivation des eaux de source, qui doivent être préférées, dit-il, pour l'approvisionnement d'une cité.

Une eau de rivière, froide en hiver, chaude en été, et qui a besoin d'être soumise à la filtration, ne doit être livrée comme eau potable aux habitants d'une ville qu'en présence d'une absolue nécessité, dit M. Figuier [4].

[1] Ouv. cit., pag. 23.
[2] Dupasquier, Des eaux de source et de rivière, 1840, p. 241.
[3] Ouv. cit.
[4] Ouv. cit.

Tous les navigateurs et tous les auteurs qui ont écrit sur l'hygiène navale, préfèrent encore les eaux de source à celles des rivières pour l'approvisionnement des navires [1].

MM. Dumas et Robinet, quand il s'est agi, tout récemment (août 1861),. des approvisionnements d'eau de la ville de Paris, ont préféré aussi des eaux de source potables, limpides et d'une température constamment modérée, à des eaux de rivières quelconques.

M. le Préfet de la Seine nous dit lui-même, dans un de ses Mémoires [2], qu'une eau de rivière chargée de détritus animaux et végétaux que les riverains y jettent, des sels malfaisants que les ruisseaux ou les torrents y apportent, échauffée d'ailleurs par le soleil de juillet ou gelée en janvier, ne peut être offerte en boisson aux habitants d'une ville, sinon comme pis-aller et à défaut d'une eau plus saine, plus claire et d'une température moins variable.

Le Conseil d'hygiène et de salubrité publique à Lyon, la Commission chargée de l'examen d'un projet de distribution d'eau à Bordeaux, le Comité supérieur

[1] Rapport de la Commission d'enquête, p. 381.
[2] Présenté au Conseil municipal le 4 août 1854.

d'hygiène à Londres, le Conseil municipal de Paris et sa Commission spéciale ainsi que la Commission d'enquête, MM. Darcy, Boudin, Melier, Tardieu, Michel Levy, Fleury, Ward (de Londres), Dufour-Dubergier, Michal, Mary, etc. etc., après de longues et savantes études se sont prononcés dans le même sens.

Partout où les populations jouissent des eaux de source, elles se déclarent satisfaites; elles réclament, au contraire, partout où elles boivent l'eau de rivière [1].

« Dans les villes alimentées par des sources et des » aquéducs, les eaux ne préoccupent plus personne, » aucune question ne s'élève à leur sujet, aucune » dépense imprévue ne vient troubler les finances des » habitants., Il semble que l'eau soit devenue une » chose dont la ville a été naturellement dotée, comme » sa situation, son climat, son sol. Tournons, au » contraire, nos regards vers les villes, en petit nom-» bre, qui ont dû recourir aux fleuves, à l'élévation et » au filtrage artificiel de leurs eaux. Rien ne semble » terminé, et on se lasse des lourdes charges dont » on se sent grevé à perpétuité [2]. » Ainsi, à Grenoble,

[1] M. Terme.
[2] Rapport de la Commission d'enquête administrative, chargée d'examiner le projet de dérivation des sources de la Dhuis.

Voiron, Vienne, Clermont-Ferrand, Lons-le-Saulnier, etc., etc., où les eaux des fontaines publiques
sont alimentées par des sources, on se félicite de
leur bonté et de leurs qualités. Les habitants de
Saint-Chamond, Dôle, Gray et de quelques autres
villes, se plaignent, au contraire, d'être réduits à
boire des eaux de rivière, troubles à l'époque des
crues, tièdes et peu abondantes pendant les chaleurs, glaciales en hiver, saison durant laquelle le
service est même interrompu, pour peu que le froid
soit rigoureux.

Beaucoup de villes ont compris, en effet, qu'on ne
doit recourir aux eaux de rivière que par nécessité,
et elles s'imposent les plus lourds sacrifices pour chercher à s'approprier des sources même fort éloignées
et ne pas être à la merci d'une machine.

Paris vient d'en donner un grand exemple, en allant
chercher des eaux de source situées à plus de 40
lieues, et en approuvant le magnifique projet de dérivation de M. Belgrand, l'habile et savant ingénieur
en chef, chargé du service des eaux et des égouts de
la capitale.

Nous savons aussi que, malgré l'immense force
motrice que la Garonne devait fournir gratuitement

pour élever ses eaux, on ne s'est décidé à Toulouse à y avoir recours qu'après avoir vainement fouillé le sol aux environs de la ville pendant plusieurs années.

A Bordeaux, après beaucoup de tâtonnements, on a repoussé les eaux du fleuve par la difficulté de la filtration et la plus grande altérabilité de cette eau filtrée, et on a préféré des eaux de source situées à 12 kilomètres de la ville.

Non-seulement en France, mais encore en Angleterre et à l'étranger, la plupart des villes qui avaient eu recours à des rivières recherchent des sources qui les dispensent des filtrages et des procédés de rafraîchissement de l'eau.

On est ainsi revenu par les progrès de la science aux principes qu'une longue expérience avait mis en honneur chez les anciens peuples.

On sait, comme l'a très-bien rappelé M. le Préfet de la Seine, quels immenses travaux d'architecture les Romains s'imposaient pour recueillir les eaux de source, sur des points très-éloignés du lieu de la consommation : leurs aquéducs sont demeurés des monuments qui font le plus d'honneur au génie de cette grande nation. Ce procédé, que suivaient aussi les Arabes, est celui auquel, de nos jours, non-seulement les médecins et les ingénieurs, mais encore les autorités municipales donnent et doivent donner la préférence.

Dans l'état actuel de la science et des faits, le choix des eaux potables et des moyens de les amener dans les villes ne peut donc plus être douteux. Les eaux de source doivent toujours être préférées aux eaux de rivière.

Pour soutenir le contraire, il faudrait, comme le dit très-bien M. Figuier [1], jeter au feu tous les livres dans lesquels des hommes graves et instruits, aidés par le double secours de l'expérience et du raisonnement, ont unanimement résolu la question en faveur des eaux de source. Il faudrait taxer d'ignorance et d'incapacité beaucoup d'ingénieurs illustres, qui n'ont pas hésité à alimenter de cette façon des villes comme Paris, Bordeaux, Dijon, Montpellier, Clermont, Vienne (Isère), Grenoble, Besançon, Poitiers, Rouen, Perpignan, Vesoul, Nancy, Voiron, Castelnaudary, Metz, Strasbourg, Valenciennes, Dieppe, le Hâvre, Auxerre, Nevers, Lons-le-Saulnier, etc., etc. [2] Il faudrait encore une fois condamner la pratique des Romains, qui, au milieu des villes traversées par de

[1] Ouv. cit., p. 249.
[2] *Id.*

magnifiques rivières, allaient chercher au loin et dérivaient à grands frais des eaux de source pour les besoins de leurs cités.

« Expérience passe science, dit M. le Préfet de la » Seine [1], et l'expérience, d'accord avec le bon sens, » nous enseigne que, pour l'usage d'une cité, le » moyen préférable et le moins dispendieux en défi- » nitive, c'est la dérivation de sources salubres abon- » dantes et suffisamment élevées, par un aquéduc qui, » une fois construit, ne demande pour fonctionner » ni appareil filtrant, ni mécanisme en mouvement, » ni charbon en flamme, ni main-d'œuvre quotidienne, » et qui fournisse à profusion d'excellente eau, tou- » jours claire et fraîche, portée par son propre poids » dans tous les quartiers. » C'est ce que le Conseil municipal de Paris a reconnu et constaté dans sa délibération du 12 janvier 1855, à la suite de laquelle et après le vote unanime des ponts-et-chaussées, un décret impérial en date du 4 mars 1862 a prononcé la déclaration d'utilité publique de la dérivation des sources de la Dhuis.

[1] Deuxième mémoire cité.

CONCLUSIONS.

Je conclus, avec le savant rapporteur de la Commission d'enquête des eaux de Paris, « que les eaux de » source présentent seules, sans aucune préparation, » la réunion des qualités qui constituent les bonnes » eaux potables [1]. » On peut par conséquent affirmer avec certitude que l'avenir de l'alimentation des villes appartient plus aux eaux de source qu'aux eaux de rivière. Partout, en toute circonstance semblable, on a manifesté cette préférence, et on n'a reculé que dans des cas spéciaux et pour ainsi dire obligés.

Je ne saurais donc trop engager l'Autorité municipale à ne pas regretter la dépense nécessaire pour distribuer dans les différents quartiers de Narbonne toute l'eau possible des sources dont nous sommes heureusement privilégiés. Leur bonne qualité et leur quantité suffisante doivent ne pas faire hésiter un seul instant sur cette importante détermination.

Il me paraît indispensable, avant tout, de recueillir avec soin non-seulement toute l'eau des sources actuelles, mais encore de leur en adjoindre s'il se peut

[1] Ouv. cit., p. 417.

de nouvelles, et de faire ainsi arriver toute l'eau possible à Narbonne dans les meilleures conditions. La quantité d'eau de source arrivant en ville serait ainsi triplée et peut-être même quadruplée. La situation serait par conséquent bien améliorée.

Il y aurait en même temps à examiner si, au lieu de renoncer à la machine hydraulique établie sur la Robine, il ne serait pas possible d'augmenter son débit en la faisant marcher pendant la nuit, et d'améliorer la qualité de ses produits, soit en y amenant des eaux clarifiées, soit en la transportant à l'extérieur de la ville, loin de toute impureté, munie de réservoirs et de filtres bien construits pour distribuer dans tous les quartiers une eau claire et abondante. Celle-ci ne pourrait guère par le fait différer beaucoup par sa nature et sa qualité de l'eau de la rivière d'Aude, dont la Robine n'est qu'une dérivation.

Actuellement cette machine, ne nécessitant que de faibles dépenses d'entretien, et d'ailleurs en assez bon état, donne environ 85 litres par habitant. Elle pourrait en donner 110 litres en fonctionnant jour et nuit. Nous pourrions donc avoir pendant la saison des chaleurs 130 litres, dont 20 d'eau de source et 110 d'eau de la Robine, et pendant les autres

saisons nous pourrions avoir jusqu'à 160 litres, dont
50 d'eau de source et toujours 110 d'eau de la
Robine. Le nouveau projet ne promet, pour le moment, que 53 litres de plus pendant les mois chauds
et 23 litres seulement en temps ordinaire, c'est-à-dire
pendant neuf mois de l'année. Je ferai remarquer aussi
que, sans arriver aux chiffres de 130 et de 160 litres
dont il vient d'être question, le chiffre de 105 litres
fourni par le débit journalier de la machine actuelle
(85 litres) et celui minimum des eaux de source
(20 litres), serait encore supérieur à la quantité
d'eau à donner dans une ville, puisque celle-ci a été
estimée à 100 litres par jour et par individu[1]. Cette
quantité doit pourvoir à l'économie domestique, aux
bains et aux lavoirs, à l'arrosement public, à l'industrie[2].

Quant aux temps d'arrêt pour cause de réparations
et d'inondations, toute machine y est exposée, qu'elle
soit sur la Robine ou sur la rivière.

Resterait à pourvoir aux chômages du canal. Il est
certain que pendant ces époques exceptionnelles, on
serait réduit aux eaux de source et à celles des puits.

[1] Guérard, ouv. cit.
[2] Littré et Robin, Diction. de méd., 1858, p. 462.

Mais on sait que ces dernières, surtout dans les faubourgs, fournissent des eaux qui servent à abreuver les animaux, et sont quelquefois même utilisées pour la boisson. Les curages de la Robine sont d'ailleurs rares : ils sont courts et ils pourraient être exécutés, ainsi que cela a eu déjà lieu, à des époques éloignées du cœur de l'été, afin d'éviter cette diminution d'eau pendant la saison la plus chaude, et en même temps prévenir des émanations dangereuses.

Pendant ce temps, ne pourrait-on pas d'ailleurs introduire dans notre ville les eaux de la Mayral pour laver nos rues et remplacer l'eau de la Robine? Ces eaux seraient très-suffisantes pour cet emploi, par leur qualité et leur quantité. Elles ont été déjà utilisées pendant le chômage pour entretenir la Cunette, au moyen d'un appareil très-simple, dont mon grand-père, médecin des Épidémies, avait obtenu la construction. Prises à leur source, elles sont potables, blanchissent parfaitement le linge et sont propres à la coction des légumes. Ainsi, à Montlaurès, on s'en sert avantageusement pour tous les besoins du ménage. Les habitants de Moussan y vont laver le linge, et le lavoir public, alimenté par ces eaux à Narbonne, est très-fréquenté.

Notre cité serait ainsi dans le cas des villes dont 'les eaux potables fournies par les sources ou les rivières sont consacrées surtout aux besoins domestiques, et dans lesquelles on applique aux autres services publics des eaux de moindre qualité.

Si ce système était établi, nous aurions, comme à Paris par exemple, deux natures d'eaux différentes. Celles de la Robine en temps ordinaire, et celles de la Mayral en temps de chômage, serviraient à entretenir les services publics, à arroser les rues, à nettoyer les pavés, à laver les égouts, etc. Les eaux des sources seraient en tout temps réservées pour la boisson, la table et les usages domestiques.

Si, parvenue à cette situation, la ville de Narbonne ne se trouvait point satisfaite, il serait toujours temps d'aller chercher au loin et à grands frais les eaux de la rivière d'Aude.

J'ai considéré comme un appel fait à tous la publicité donnée par l'honorable Chef de l'Administration municipale au nouveau projet d'amélioration des fontaines publiques. Il a pensé sans doute, comme de Jussieu [1], que « la bonne qualité des eaux étant une

---

[1] A. de Jussieu, Hist. de l'Acad. des sciences, 1733, p. 351.

» des choses qui contribuent le plus à la santé des
» citoyens d'une ville, il n'y a rien à quoi les magistrats
» aient plus d'intérêt qu'à entretenir la salubrité de
» celles qui servent à la boisson. »

Je crois remplir un devoir en répondant à cet appel, et en présentant à l'Autorité et à mes concitoyens ces quelques considérations sur une question qui intéresse à un si haut degré la santé publique, à laquelle ma profession et une nomination récente m'obligent de consacrer mes soins et mes veilles.

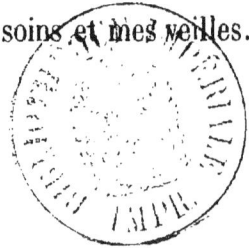

FIN.

TABLE.

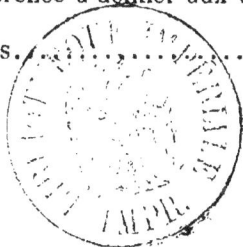

——oo೦೦oo——

www.ingramcontent.com/pod-product-compliance
Lightning Source LLC
Chambersburg PA
CBHW050551210326
41520CB00012B/2800